Te 80
31

MÉMOIRE

SUR LES CONDITIONS ET LE MÉCANISME

DE LA

RÉSOLUTION DE LA PHLÉBITE

AVEC CONSERVATION DU CANAL VEINEUX.

MÉMOIRE

SUR LES CONDITIONS ET LE MÉCANISME

DE LA

RÉSOLUTION DE LA PHLÉBITE

AVEC CONSERVATION DU CANAL VEINEUX,

(Lu à la Société impériale de médecine),

Par M. F. SAINT-CYR,

CHEF DE SERVICE A L'ÉCOLE IMPÉRIALE VÉTÉRINAIRE.

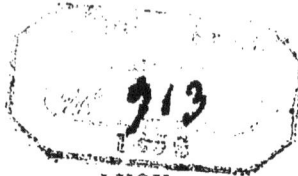

LYON

IMPRIMERIE D'AIMÉ VINGTRINIER

QUAI SAINT-ANTOINE, 36

1856

313

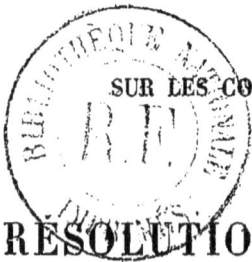

MÉMOIRE

SUR LES CONDITIONS ET LE MÉCANISME

DE LA

RÉSOLUTION DE LA PHLÉBITE

AVEC CONSERVATION DU CANAL VEINEUX.

Malgré les nombreux travaux dont la phlébite a été le sujet depuis la fin du siècle dernier, époque à laquelle le grand Hunter fixa sur cette maladie l'attention des observateurs, on trouverait encore, dans son histoire, plus d'une lacune, plus d'un point resté obscur et sur lesquels de nouvelles investigations seraient aujourd'hui nécessaires. Telle est entre autres la question au sujet de laquelle j'ai sollicité l'honneur d'entretenir la Société pendant quelques instants.

· Cette question est bien circonscrite, elle tient bien peu de place dans l'histoire d'une maladie qui prête à de si hautes considérations doublement intéressantes au point de vue de la pratique et de la science pure ; et cependant, si petite soit-elle, peut-être jugerez-vous qu'elle n'est pas absolument dénuée d'intérêt. — Cette question la voici :

« Rechercher jusqu'à quel point, dans quelles conditions et par quel mécanisme, une veine enflammée peut récupérer ses propriétés physiologiques, et servir encore de canal au cours du sang. »

Mais avant d'en aborder la discussion, permettez-moi

de vous dire, en peu de mots, comment j'ai été amené à m'en occuper.

La saignée est une opération en quelque sorte banale de notre chirurgie ; les hommes les plus étrangers aux sciences médicales la pratiquent pour ainsi dire journellement ; maréchaux, empiriques, marchands de chevaux, cochers, propriétaires : tous croient avoir assez d'habileté pour se servir de la *flamme* ; et comme dans leur opinion, une saignée, si elle ne fait pas de bien, ne saurait faire de mal, ils en usent avec une prodigalité qui fait le plus singulier contraste avec la répugnance que la plupart témoignent à l'idée seule de voir répandre leur propre sang.

Malheureusement leur sentiment sur l'innocuité de la saignée n'est pas toujours justifié par le résultat ; souvent, à la suite de cette opération si simple, apparaît un *thrombus* bientôt suivi d'une *phlébite* plus ou moins dangereuse. J'ajoute que, même entre les mains du chirurgien le plus habile, la saignée n'est pas toujours une opération innocente. Aussi, la phlébite traumatique est-elle fréquente chez le cheval ; et comme elle est souvent fort grave, bien qu'elle soit plus rarement que chez l'homme suivie des accidents redoutables de la pyoémie, elle a de bonne heure éveillé l'attention des vétérinaires. — Citer les noms de Barthélemy aîné, Vatel, Bouley jeune, Rainard, Godine, Le Coq, Hurtrel d'Arboval, Renault, H. Bouley, Rey, Leblanc, Lafosse, parmi ceux qui, tour à tour, et à divers points de vue, en ont fait l'objet de leurs méditations et de leurs recherches, c'est vous dire que notre médecine compte sur ce sujet de nombreux et importants travaux.

Au nombre des faits mis en lumière par l'ensemble de ces travaux, l'oblitération constante, et toujours définitive, de la veine affectée semblait, sans contredit, l'un des mieux établis. Des milliers d'observations donnaient à ce fait la valeur d'une loi, et longtemps on pût dire : « Toute veine enflammée est à jamais perdue pour la circulation. »

En 1848 seulement, Bouley jeune annonça, à la Société centrale de médecine vétérinaire, qu'il avait constaté plusieurs fois, chez le cheval, la résorption du caillot obturateur, avec conservation du canal veineux (1).

C'était la première fois que ce curieux phénomène était signalé en médecine vétérinaire; il fut accueilli par le doute, et suscita au sein de la Société une discussion animée dans laquelle MM. H. Bouley et Delafond n'hésitèrent pas à déclarer ce fait impossible, et à qualifier *d'illusion d'observation* ce qu'avait *cru voir* Bouley jeune; si bien que ce dernier, ébranlé par l'assurance de ses honorables contradicteurs, confessa qu'il avait pu se tromper; qu'il avait dû mal interpréter les faits sur lesquels il avait cru pouvoir baser son opinion (2).

Et cependant Bouley jeune avait raison; mon honorable collègue à l'École vétérinaire de Toulouse, M. Serre, l'a prouvé en publiant en 1852 la relation détaillée de deux cas dans lesquels il avait vu les veines jugulaire et abdominale redevenir libres après avoir été le siège d'un travail phlegmasique bien constaté.

La connaissance de ce phénomène n'est d'ailleurs rien moins que nouvelle pour les médecins; presque tous ceux qui ont écrit sur la phlébite chez l'homme, le signalent comme un fait, rare à la vérité, mais parfaitement avéré; et l'histoire chirurgicale des varices abonde en exemples de récidives à la suite de traitements intentionnellement curatifs dont les méthodes varient, mais ont toutes pour objet l'occlusion des veines affectées d'ectasie. Toute dis-

(1) V. *Recueil de méd. vét.* an. 1848, p. 892 et suiv. — Rapport de M. Bouley jeune sur une note de M. Valtat aîné, vét. à Paris, sur la ligature de la veine jugulaire dans le cas de phlébite.

(2) *Recueil de méd. vét.* an. 1848, p. 1065. — *Bulletin de la Soc. centrale de méd. vét.* — Discussion sur la phlébite.

cussion sur ce point serait donc au moins surabondante.

Mais, le fait matériel étant prouvé, reste à en préciser les conditions, à en dévoiler le mécanisme, à en formuler la théorie en un mot. A cet égard, on a encore rien fait. Du moins tout ce que j'ai pu trouver dans les auteurs même les plus récents, même les plus accrédités, se réduit à ces deux phrases laconiques :

« Si le coagulum n'est pas trop étendu, il peut se creuser d'un canal à son centre, et la veine peut encore livrer passage au sang.

« Le caillot intrà-veineux peut aussi se dissoudre, et le sang reprendre son cours dans le vaisseau malade (1). »

Ne vaut-il pas autant avouer avec les savants auteurs du *Compendium de chirurgie pratique*, que ce phénomène n'a pas encore reçu d'explication plausible (2)?

La question en était à ce point quand en 1853, M. Rey introduisit dans la pratique chirurgicale de notre École le traitement de la phlébite par l'extirpation totale de la portion malade du vaisseau (3). Cette méthode nous donnait la facilité de faire, dans d'excellentes conditions, l'étude

---

(1) Voyez entre autres : *Dict. de méd.* en 30 vol. art. *veines* (*inflammation*), Grisolle, pathologie int. ; Nélaton, pathologie chirurgicale, etc.

(2) Article phlébite.

(3) Cette opération consiste à disséquer la veine malade aussi haut que possible, et à l'extraire, après avoir lié son extrémité radicale. M. Rey trouve à cette opération les avantages suivants : la guérison est plus prompte que par les méthodes ordinaires ; en dix-huit à vingt-deux jours les animaux sont en état de reprendre leur travail tandis qu'il faut souvent un mois et plus pour les traitements habituellement mis en usage; on n'a pas à redouter l'infection purulente, et, quoique grave en apparence, cette opération lui a toujours réussi. En faveur de sa méthode M. Rey peut déjà invoquer plus de trente cas d'un succès complet.

anatomo-pathologique de la veine enflammée. Je mis à
profit cette facilité, sans autre but d'abord que celui de
me former *de visu* une opinion personnelle sur la nature
et le mode de développement des lésions locales de la
phlébite. Le volume du vaisseau rendait l'observation
facile, les moindres particularités s'offraient, pour ainsi
dire, naturellement grossies, et avec une netteté à laquelle
on n'atteint pas toujours par les meilleurs moyens artifi-
ciels d'amplification. Aussi, cette étude m'a-t-elle conduit
à un résultat que je n'avais pas espéré d'abord, c'est-à-
dire à la solution du problème dont j'ai indiqué les termes
en commençant cette note. C'est ce que je vais essayer de
démontrer maintenant.

Lorsqu'on étudie attentivement la constitution du caillot
intra-veineux, signe anatomique et conséquence de toute
phlébite quelle qu'en soit la cause et l'origine, on recon-
naît bientôt que ce caillot n'est pas en tout semblable à
celui qui prend naissance aux dépens du sang extravasé,
dans une éprouvette, après une saignée, par exemple.
Celui-ci est homogène, d'un seul bloc, exactement moulé
sur les parois du vase; celui-là est *multipartite*, plus ou
moins schistoïde; et sa forme est, jusqu'à un certain point
indépendante, dans les détails, de celle du tube vasculaire. Pour l'un, la coagulation s'opère d'une manière
continue, sans interruption, tout d'un jet; elle ne s'arrête que quand toute la fibrine du sang s'est solidifiée.
Pour l'autre, la coagulation s'effectue d'une manière suc-
cessive, en plusieurs temps; elle se suspend et recommence
à plusieurs reprises, jusqu'à ce que la lumière du vaisseau
soit exactement remplie, si avant l'occlusion complète,
l'inflammation n'est pas enrayée dans sa marche. C'est ce
que démontrent, de la manière la plus évidente, l'arran-
gement des parties constituantes du caillot et leur état
variable de décoloration.

De cette espèce d'intermittence suivant laquelle s'opère

la solidification du sang dans la phlébite, résultent, pour le caillot, des configurations extrêmement variées dont la figure ci-jointe peut donner une idée.

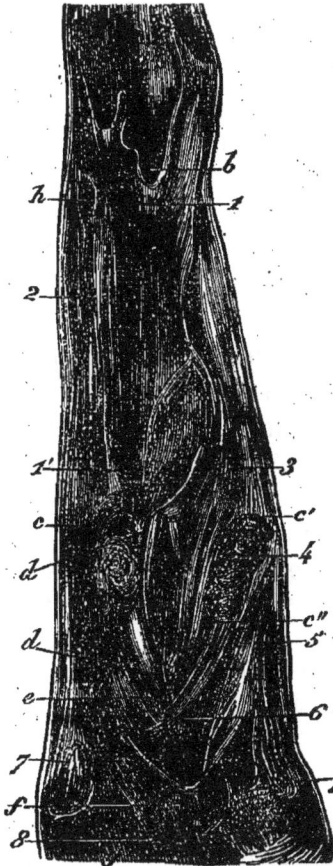

Cette figure dessinée sur nature (1), représente une portion de la jugulaire du cheval fendue suivant sa longueur, et littéralement remplie de caillots fibrineux (1 1', 2, 3, 4 4, 5, 6, 7, 8) qui tous adhèrent, comme on le voit, par quelques-uns de leurs points, soit entre eux, soit aux parois de la veine avec lesquelles ils se confondent même intimement dans quelques endroits. Plusieurs de ces caillots forment des espèces de trabécules fibrineux qui s'entrecroisent irrégulièrement en se portant d'un point à l'autre du canal, et donnent à la préparation une ressemblance lointaine avec la face interne du cœur dont ils figurent assez grossièrement les colonnes charnues. Plusieurs offrent une surface tellement lisse et polie qu'on les croirait revêtus d'une membrane séreuse excessivement

(1) Par M. Lugardon, peintre distingué de Genève, alors en séjour à Lyon. La pièce originale avait été fournie par un sujet opéré par M. Rey, d'après sa méthode, le 26 mars 1856. Le sujet s'est promptement et complètement rétabli.

mince, et cet aspect objectif suffit à lui seul pour démontrer que ces surfaces étaient libres et n'avaient contracté aucune adhérence avec les caillots en regard. Tels sont les caillots marqués sur la figure 1, 6 et 8. — D'autres laissent entre eux comme on le voit en B, C, D, E, F, des intervalles ou aréoles de forme et de grandeur variables, et l'examen attentif des pièces démontre que ces aréoles communiquent toutes ensemble. — Parfois enfin les adhérences qui unissent le caillot aux parois vasculaires n'occupent qu'une étendue limitée, et au-delà de ce point le caillot se prolonge libre et flottant dans la cavité du vaisseau. On peut voir en A, deux de ces extrémités flottantes.

Avec cette disposition, il est clair que la circulation peut n'être pas complètement interrompue dans une veine enflammée. Celle-ci, par exemple, admettait bien certainement encore le sang depuis A jusqu'en G. — En effet, si du point A, où le vaisseau était libre et parfaitement intact nous essayons de suivre le cours du sang dans la section AG, nous verrons d'abord la colonne sanguine se briser en A contre les éperons du caillot 1, et se diviser en deux parties, dont l'une s'engage par l'ouverture B, derrière le caillot 1, où nous la reprendrons tout à l'heure ; et l'autre, coulant à la surface antérieure lisse, polie, et partant libre, du caillot 1 1', arrive sans obstacle en 1'. A ce point elle s'engage par une étroite ouverture, CC' entre les caillots 3 et 4 4, parcourt toute la fente CC'C'', arrive en E, se brise de nouveau contre une lame fibrineuse appartenant à la fois aux caillots 4 et 6, et se divise encore en deux parties. L'une d'elles s'engageant par E, derrière le caillot 6, vient ressortir en F ; l'autre, coulant à la surface des caillots 6 et 8, aboutit finalement en G.

Quant à la deuxième fraction de la colonne primitive, que nous avons laissée en B, au moment où elle s'engage derrière le caillot 1, elle viendra ressortir par la fente DD, à la commissure inférieure de laquelle elle mêle ses flots à ceux de la première colonne, dont elle partage dès lors la destinée.

Vous le voyez donc, à travers tant d'obstacles accumulés sur sa route, le sang dans cette veine arrivait encore jusqu'en G, et si au-dessous de ce point la lumière du vaisseau se fut trouvée libre, la circulation eût persisté, gênée, difficile, amoindrie, mais réelle toutefois, malgré des altérations si profondes en apparence.

Or, cette persistance du mouvement circulatoire, à travers les aréoles d'un caillot multipartite, impossible quand la phlébite a vieilli, parce que les espèces B, C, D, E se comblent bientôt, par le fait de nouvelles coagulations fibrineuses, cette condition, dis-je, est parfaitement réalisable, et j'ajoute souvent réalisée au début de la phlébite. J'essaierai de prouver que c'est précisément dans de telles conditions que la phlébite peut se résoudre sans compromettre l'existence du canal vasculaire; et réciproquement que cette heureuse terminaison, quand elle se produit, présuppose toujours un reste de perméabilité dans le vaisseau malade.

Et d'abord, si l'on a cru, si l'on croit même encore qu'une oblitération veineuse complète puisse n'être que temporaire, cette erreur (car suivant moi c'en est une) provient uniquement de la difficulté, de l'impossibilité presque absolue, devrais-je dire, d'acquérir, sur le vivant, la preuve certaine qu'une veine enflammée a cessé tout à fait d'admettre le sang en circulation.

On peut bien, en effet, par un examen attentif du malade, et en prenant en considération l'intensité des phénomènes inflammatoires, l'ancienneté de la lésion, la densité du caillot, la distance à laquelle il se prolonge, et d'autres caractères de même ordre, fonder des présomptions; réunir une somme de probabilités qui, j'en conviens, équivaudront souvent à la certitude; mais la *certitude* elle-même, cette certitude complète, absolue qui ne laisse prise à aucune objection, à aucun doute, je crois, je le répète, qu'il est presque impossible d'y atteindre.

Quels sont, en effet, les caractères d'une phlébite parfaitement adhésive? Un cordon cylindrique, plein, dur, solide, se prolongeant suivant la direction de la veine, et formé par le vaisseau lui-même. Mais cette veine, dont la représentation graphique est mise sous vos yeux, n'était-elle pas exactement dans ces conditions? n'aurait-elle pas été considérée sur le vivant, comme présentant les caractères les plus indubitables d'une imperméabilité absolue? et cependant, l'examen de la pièce nous l'a démontré, dans une partie de sa longueur au moins, le sang la parcourrait encore. N'en sera-t-il pas de même dans bien des cas? La rigidité des parois vasculaires épaissies, l'infiltration du tissu cellulaire ambiant, n'ajouteront-elles pas souvent encore à la difficulté du diagnostic?

A l'appui de ces considérations, permettez-moi de vous citer un fait recueilli à la clinique de l'École vétérinaire.

Le 25 novembre 1855, un cheval atteint de phlébite fut opéré par M. Rey. Ce sujet avait été saigné quelques jours avant la Toussaint, et la phlébite s'était déclarée immédiatement; elle datait donc de vingt-cinq jours au moins au moment de l'opération. A partir du point où la saignée avait été faite, la veine formait un cordon presque aussi gros que le bras, qui, remontant le long de l'encolure, se propageait jusque dans l'épaisseur de la parotide d'une part, et l'espace intermaxillaire d'autre part. Ce cordon était dur, peu douloureux à la pression, nettement délimité sur ses bords et dans toute sa longueur; la compression exercée au bas de l'encolure, l'ébranlement saccadé qu'on cherchait à imprimer à la colonne sanguine ne produisaient ni gonflement du vaisseau, ni mouvement ondulatoire du liquide; en un mot, nous avions tous les signes sensibles et rationnels d'une oblitération complète.

Pendant que M. Rey procédait à la dissection de la veine, la question que j'agite en ce moment préoccupait mon esprit. Voilà, me disais-je, une veine que l'on peut, que l'on doit croire bien et dûment oblitérée dans une étendue considérable ; et pourtant qui sait, et qui saura jamais si là, dans ce point que bientôt une ligature va étreindre, il ne passe pas encore un peu de sang ?.

Cependant la jugulaire avait été disséquée jusqu'au confluent de ses trois racines principales ; là, un double fil ciré embrassait sa lumière ; il n'y avait qu'à l'étreindre, et la solution expérimentale du problème demeurait ajournée. — Alors, comme si la pensée de l'opérateur répondant à la mienne, se fut posée la même question ; comme si le même doute et le même désir de le voir éclairci eût traversé son esprit, d'un coup de bistouri il divise en travers la moitié du vaisseau. — Aussitôt le sang coule, il coule en abondance et comme à plein canal. — Le lien est serré, l'hémorrhagie s'arrête, l'opération s'achève, le sang est abstergé, et dans la plaie nous pouvons voir la lumière du vaisseau remplie de caillots, déjà anciens, car plusieurs étaient dans un état de décoloration avancée.

Sans doute cette veine était oblitérée plus bas, au voisinage de la saignée ; mais enfin le sang la parcourait encore et même en grande quantité dans une portion de sa longueur où nous avions constaté avant l'opération tous les signes d'une imperméabilité absolue. Voilà le fait ; et il suffit, je crois, pour démontrer la possibilité d'un reste de circulation dans une veine parfaitement oblitérée en apparence.

Si donc, et cela me paraît maintenant hors de doute, le cours du sang peut n'être pas complètement suspendu alors que les signes objectifs annoncent un arrêt absolu, la possibilité du retour à l'état physiologique se conçoit, et la figure mise sous vos yeux peut encore nous faciliter l'intelligence de ce travail physiologique.

Voyez, en effet, tous ces caillots qui obstruent cette veine adhèrent, par quelques-uns de leurs points, aux parois vasculaires avec lesquelles ils se confondent même intimement dans quelques endroits. Or, ces parois vasculaires sont organisées et vivantes ; comme toutes les surfaces vivantes elles peuvent être le siége d'absorptions plus ou moins actives. Eh! bien, que l'inflammation s'arrête et rétrograde avant l'oblitération exacte, complète du tube vasculaire, que l'absorption, dont ses parois sont les agents, s'exerce sur des caillots constitués comme ceux que nous avons sous les yeux ; le résultat forcé, nécessaire de cette absorption ne sera-t-il pas l'agrandissement des espaces encore ouverts à la circulation? Ces trabécules entrecroisés ne vont-ils pas disparaître, comme disparaissent peu à peu les fausses membranes de la pleurite? Et après leur disparition la veine n'aura-t-elle pas repris toutes ses propriétés physiologiques ?

Dans cet ordre d'idées, le phénomène me paraît clair, naturel et facile à comprendre ; il me semble obscur, inexplicable et incompréhensible dans toute supposition contraire; et si je prouve, par l'examen des faits cliniques, que ceux-ci peuvent recevoir sans effort cette interprétation, vous jugerez sans doute qu'elle satisfait à toutes les conditions d'une théorie rationnelle.

Les faits de cette nature sont à la vérité peu nombreux et pour la plupart trop incomplets pour qu'on puisse en tirer aucune conclusion valable ; toutefois, les observations de M. Serre, auxquelles j'ai déjà fait allusion dans le courant de ce mémoire, me paraissent assez précises pour que sur elles puisse porter une discussion sérieuse. D'ailleurs elles ont à mes yeux une telle importance que je ne puis résister au désir de les citer ici. Les voici donc telles qu'elles ont été publiées en 1852 (1); je n'en retranche que

(1) *Journal des vétér. du Midi*, an. 1852, p. 506 et suiv.

quelques détails sans importance au point de vue dont il s'agit ici.

Iʳᵉ OBSERVATION. — Le 11 août 1846, une vache fut saignée à la veine abdominale pour une inflammation de la mamelle ; une tuméfaction se produisit immédiatement ; M. Serre fut appelé le 13 et constata les symptômes suivants :

« Sur le trajet de la veine existe une tuméfaction chaude,
« douloureuse, ayant environ 30 centimètres de longueur
« sur 15 à 18 de largeur ; plus dure à son centre qu'à son
« pourtour qui est œdémateux. Absence de circulation
« dans le vaisseau.

« Le 14 l'infiltration a diminué, les autres symptômes
« persistent.

« Le 18 la résolution de l'engorgement est presque
« complète ; le caillot renfermé dans la veine *a perdu de*
« *sa densité* ; la douleur et la chaleur sont moins vives ;
« IL Y A POSSIBILITÉ DE PINCER LE VAISSEAU ET DE LE
« FAIRE ROULER LÉGÈREMENT SUR LE CAILLOT.

« Le 28 la circulation est rétablie dans la veine, (mais)
« l'ondée sanguine n'en remplit pas encore tout le calibre.

« Le 6 septembre tout est rentré dans l'ordre physio-
« logique. »

Analysons rapidement ce fait :

Un thrombus volumineux se développe immédiatement après la saignée, une phlébite locale lui succède, un coagulum sanguin se forme dans l'intérieur du vaisseau malade, mais il en oblitère si peu la lumière d'une manière efficace « *qu'il y a* (dit M. Serre) *possibilité de pincer le vaisseau et de le faire rouler légèrement sur le caillot.*» N'est-ce pas dire, de la manière la plus explicite, que la circulation persiste malgré la présence de ce coagulum sanguin ?

A la vérité, un peu plus haut nous avons trouvé ces

mots : « Absence de circulation dans le vaisseau. » Mais on remarquera que M. Serre se borne à ce seul énoncé, sans nous dire sur quels caractères il base son diagnostic, comme s'il s'agissait du fait le plus simple, le plus facile à constater; on remarquera qu'il se prononce ainsi à son premier examen, le deuxième jour après la saignée, alors qu'un engorgement œdémateux énorme rendait à peu près impossible une exploration tant soit peu exacte. Or nous avons dit combien était difficile à constater cet arrêt de la circulation. — D'ailleurs, si la circulation eut été réellement suspendue au deuxième jour, comment ne l'était-elle plus au septième? (car c'est au septième que M. Serre constate la possibilité « *de pincer le vaisseau*, etc.). Cependant la maladie devait être alors à son apogée; cela résulte de la marche bien connue de toute inflammation qui parcourt régulièrement ses périodes et plus encore du mode suivant lequel s'effectue la coagulation du sang dans la phlébite.

Nous pouvons donc le dire, jamais, à aucun moment, la circulation n'a été interceptée dans cette veine; et si celle-ci a pu récupérer son intégrité primitive, la persistance de son fonctionnement à toutes les périodes de la maladie nous en fournit une explication suffisamment plausible.

IIᵉ OBSERVATION. — « Le 12 mai 1844 nous prati-
« quâmes, dit M. Serre, plusieurs saignées hygiéniques :
« l'un des animaux opérés, bœuf de race gasconne, en
« bon état, difficile à saigner à cause de son indocilité,
« offre immédiatement après cette opération, une tumé-
« faction oblongue, molle, indolente, peu chaude, se di-
« rigeant le long de la gouttière de la jugulaire et s'éten-
« dant plus en bas qu'en haut du lieu où a été pratiquée
« la saignée.
   Diagnostic. — Thrombus.
« Le 13 l'infiltration a beaucoup augmenté, elle s'étend

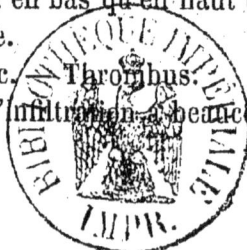

« depuis la tête jusqu'à l'entrée de la poitrine et offre les
« mêmes caractères que la veille.

« Le 15 l'engorgement n'a pas fait de progrès, la partie
« moyenne de la tuméfaction est plus chaude, plus dou-
« loureuse, plus dure que dans le reste de son étendue.
« C'est surtout au voisinage de la saignée que les symp-
« tômes inflammatoires dominent.

« Le 17 la tuméfaction commence à diminuer sensible-
« ment vers les parties supérieures et inférieures ; la partie
« moyenne n'offre aucune modification notable.

« Le 20, l'infiltration a presque disparu, mais une *tu-*
« *méfaction dure, chaude, douloureuse, s'étend en sui-*
« *vant la direction de la jugulaire* du tiers inférieur de
« l'encolure, jusqu'à la jonction des veines glosso-faciale
« et faciale. Son volume peut être comparé à peu près à
« celui du poing. La plaie de la saignée est presque cica-
« trisée. En comprimant la veine à la partie inférieure de
« l'encolure, on s'assure qu'une portion de ce vaisseau
« est vide de sang.

« Il n'y a plus le moindre doute, la tuméfaction dont
« nous venons de donner les caractères est due à la pré-
« sence d'un caillot sanguin dans la jugulaire.

« Le 24 la tumeur a diminué de volume, elle est moins
« résistante et indolente, le toucher semble dénoter que la
« partie périphérique de l'engorgement *est moins résis-*
« *tante que le centre ; l'adhérence du caillot au vaisseau*
« *nous paraît aussi moins intime.*

« Le 12 juin la résolution est complète, la circulation
« est rétablie dans le vaisseau. »

Que voyons-nous dans cette observation qui ne soit
encore en parfaite harmonie avec les principes que je viens
de développer ?

Un bœuf est saigné le 12 mai, une tumeur chaude et
douloureuse se développe sur le trajet du vaisseau, et le
20 mai, c'est-à-dire huit jours après la saignée la veine

paraît oblitérée. Voilà bien la marche ordinaire de la phlébite, et pour mon compte je n'ai pas le moindre doute
qu'à la date du 20 mai il n'y eut dans le canal veineux des
caillots sanguins, signes et conséquence de son inflammation. Mais y avait-il oblitération complète, parfaite, absolue ? Là est la question, et pour moi je n'hésite pas à dire
non !... Cette veine était dans l'état de celle dont j'ai donné
la figure, mais elle n'était pas imperméable, et la suite de
l'observation confirme ce diagnostic.

En effet, quatre jours plus tard, c'est-à-dire le 24 mai,
la maladie est déjà en voie de résolution, et ce jour-là
M. Serre s'assure que « l'adhérence du caillot au vaisseau
est peu intime ; » qu'est-ce dire sinon qu'à ce moment le
sang y circulait encore. Le reste n'est-il pas une conséquence naturelle, nécessaire, forcée de l'absorption d'un
caillot imparfaitement obturateur ? Et le vaisseau aurait-il
repris ses propriétés physiologiques en vingt-cinq ou tout
au plus trente jours à compter du début de l'inflammation
si celle-ci n'eût été enrayée à sa première période et bien
avant l'obstruction complète du vaisseau ?

Ainsi, les observations cliniques aussi bien que l'in-
duction tirée de l'étude anatomo-pathologique nous mon-
trent l'occlusion incomplète de la veine malade comme la
condition essentielle de son retour à l'état normal.

Sans doute cette condition doit être rarement réalisée
en fait ; sans doute pour peu que les phénomènes inflammatoires acquièrent une certaine intensité et persistent
pendant un certain temps, la disposition aréolaire du
caillot disparaît et la circulation se suspend ; mais alors,
je le crois, elle se suspend sans retour. Et voilà justement
pourquoi ces vaisseaux reviennent si rarement à leur intégrité primitive ; voilà, à n'en pas douter, pourquoi ils
s'oblitèrent presque toujours à la suite de l'inflammation.
Aussi, bien loin de voir dans cette circonstance une objection à la théorie que je cherche à inaugurer ici, je l'invo-

que, au contraire, comme une preuve à l'appui, preuve négative, à la vérité, mais importante par son caractère de généralité.

C'est en effet par centaines que l'on pourrait citer les observations de phlébite suivie d'une oblitération définitive ; et je vous ai dit que la terminaison contraire était même formellement niée par des observateurs dont le nom fait, à juste titre, autorité dans la science. Mais ce qu'il y a de remarquable, c'est que même dans ces cas d'oblitération définitive, le cordon imperméable est presque toujours moins étendu que le caillot qui l'avait précédé. Or ce fait curieux ne trouve-t-il pas encore dans la théorie que je viens de développer une explication aussi simple que naturelle ?

Une observation que j'emprunte aux expériences de MM. Renault et H. Bouley sur les effets de la ligature des veines va nous montrer comment ce phénomène s'accomplit (1).

OBSERVATION. — MM. Renault et H. Bouley lient la jugulaire sur un cheval morveux ; trente jours après ils le sacrifient et procèdent à la vérification des parties qu'ils trouvent dans l'état suivant :

« La veine a été rompue dans sa continuité par le lien dont elle a été étreinte, et dans ce point existe une cavité interposée entre la partie supérieure et la partie inférieure de la veine... Un peu au-dessus, le canal de la jugulaire présente dans une étendue de trois à quatre pouces environ, un cordon plein, du diamètre du doigt, constitué tout à la fois par les parois veineuses parfaitement adhérentes entre elles, et par un caillot fibrineux qui remplit le canal vasculaire.

(1) *V. Recueil de Méd. vét.* en 1840, 546.

Le caillot se prolonge dans l'étendue d'environ 28 centimètres, jusque dans l'intérieur de la parotide ; mais il ne contracte pas d'adhérences avec la membrane interne de la veine dans toute sa longueur et dans toute sa périphérie.

« Les adhérences n'existent en longueur que jusqu'à trois
« pouces au-dessus de la ligature, et en surface seulement
« dans la couche profonde de la partie que nous venons
« de limiter. Il n'y avait que tout à fait en bas, au-dessus
« de la cavité intrà-veineuse, que l'adhérence du caillot
« avec la membrane interne, était circulaire dans une
« étendue de deux à trois lignes, et déterminait ainsi
« l'oblitération de la veine.

« Dans tout le reste de son étendue, le caillot était libre
« et comme flottant au milieu de la veine. »

MM. Renault et H. Bouley décrivent ensuite les surfaces libres, lisses et polies de ce caillot flottant, dont j'ai rencontré moi-même de bien nombreux exemples, et ils en concluent avec beaucoup de raison, que dans les points occupés par lui « le canal veineux était conservé rétréci,
« il est vrai, mais libre cependant et pouvant permettre
« le passage du sang. » Puis ils ajoutent :

« Ce sang qui coulait à la surface du caillot, trouvait
« une issue au niveau de l'oblitération, par deux veines
« collatérales considérablement développées, qui, en se
« ramifiant, forment un réseau très-remarquable autour
« de la veine oblitérée.

« Les vaisseaux qui composent ce réseau, ont un dia-
« mètre équivalent à celui d'une petite plume ; ils forment
« en s'anastomosant entre eux, une multitude de losanges
« dont l'ensemble représente un filet qui entoure la veine
« de toutes parts au niveau de l'oblitération. »

Bientôt ces petites veines se réunissent de nouveau et à l'endroit où le cordon cesse, « la jugulaire existe
« avec son calibre normal et présente l'orifice de deux

« veines collatérales, émanant du plexus veineux de nou-
« velle formation, à l'aide duquel la communication est
« établie, malgré la ligature, entre la partie supérieure
« et la partie inférieure de la veine. »

Ce fait si remarquable et si bien décrit montre mieux
que je ne saurais le faire moi-même, comment la nature
supplée quelquefois à la mise hors de service d'une veine
oblitérée par l'inflammation.

Ainsi, oblitération définitive de la veine dans toute la
longueur correspondante à la portion complètement obturatrice du caillot ; retour des parties imparfaitement ob-
turées à l'état physiologique ; rétablissement du cours du
sang par une ou plusieurs veines jetées en arcades d'une
extrémité à l'autre de l'oblitération. Telles sont encore les
conclusions à tirer de ce fait remarquable.

Ici j'éprouve le regret de n'avoir à présenter à l'appui de
ma manière de voir que des exemples pris sur les animaux ; j'aurais désiré pouvoir analyser quelques-uns de
ces cas si fréquents, dit-on, chez l'homme de retour à la
circulation des veines oblitérées. Mais une semblable discussion ne peut porter que sur des faits complets, et
ceux dont l'histoire chirurgicale des varices abonde sont
loin de satisfaire à cette condition. Ces exemples rapportés
pour prouver l'insuffisance de telle ou telle méthode de
traitement, ne laissent certainement rien à désirer à ce
point de vue ; mais il en est bien autrement, on en con-
viendra, lorsqu'il s'agit d'approfondir le mécanisme de
ces récidives. — Du reste, je dois l'avouer, il me manque,
pour les bien apprécier, une condition importante : l'expé-
rience personnelle. — Mais si en dehors des faits parti-
culiers, je considère les méthodes employées contre l'ectasie
veineuse, je remarque que ces méthodes sont loin de jouir
d'une égale efficacité. Les unes donnent presque toujours
une guérison durable ; telles sont la ligature, la cautérisa-
tion, les injections coagulantes ; or ces méthodes ont pré-

cisément pour effet immédiat de fermer infailliblement la veine d'une manière complète, au moins au point d'application de l'agent chirurgical. D'autres sont bien plus souvent infidèles; telles sont l'acupuncture, la compression, etc... Or, on conçoit que ces moyens peuvent ne produire et souvent ne produisent, en effet, qu'une occlusion imparfaite. Eh! bien, cette remarque très-générale, dont il serait je crois difficile de contester la justesse, ne vient-elle pas encore à l'appui de ma manière d'envisager la question?

Du reste, que même après l'emploi d'une méthode parfaitement obturatrice, l'ectasie soit susceptible de reparaître, c'est ce que les faits semblent démontrer, et ce que je suis loin de nier en tout cas; mais il me semble que l'observation de MM. Renault et H. Bouley nous permet de concevoir ces récidives sans qu'il soit besoin de recourir à la canalisation d'un caillot parfaitement obturateur pour en donner une explication plausible.

Les faits mis en lumière par cette discussion, me paraissent donc propres à fixer les limites et à préciser les conditions dans lesquelles la phlébite est susceptible de se résoudre; ils permettent de substituer aux idées purement spéculatives de *dissolution* ou *canalisation spontanée* d'un caillot solide, adoptées par quelques auteurs pour expliquer ce phénomène, des idées plus physiologiques et appuyées sur des observations positives.

En résumé, je crois pouvoir tirer de cette discussion les conclusions suivantes :

1° L'un des premiers effets de la phlébite est la coagulation du sang dans l'intérieur de la veine enflammée. Cette coagulation n'est pas instantanée, elle est intermittente ou lentement progressive.

2° Les caillots qui en résultent affectent des formes extrêmement variées, dont quelques-unes sont compatibles avec un reste de circulation dans le vaisseau malade.

3° Tant que persiste ce reste de circulation, la veine est susceptible de récupérer intégralement ses propriétés et ses fonctions physiologiques.

4° Dans ce cas, le retour à l'état normal s'effectue par l'absorption graduelle des caillots et par l'agrandissement simultané des espaces encore ouverts à la circulation.

5° Un caillot parfaitement obturateur semble devoir condamner toujours la section du vaisseau qu'il occupe à une oblitération définitive.

6° Si le caillot intra-veineux est constitué de manière à fermer la veine complètement dans un point, imparfaitement dans un autre, l'oblitération doit être définitive dans le premier point ; on pourra observer la résolution avec conservation du canal veineux dans le point où l'occlusion est restée imparfaite.

7° Enfin, dans ce dernier cas, une collatérale, jetée en arcade d'une extrémité à l'autre de l'oblitération, pourra encore parfois rétablir le cours du sang un moment suspendu.

(Publié par décision de la Société de médecine).

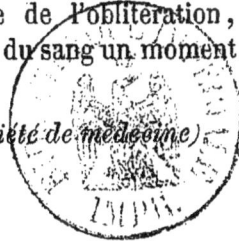

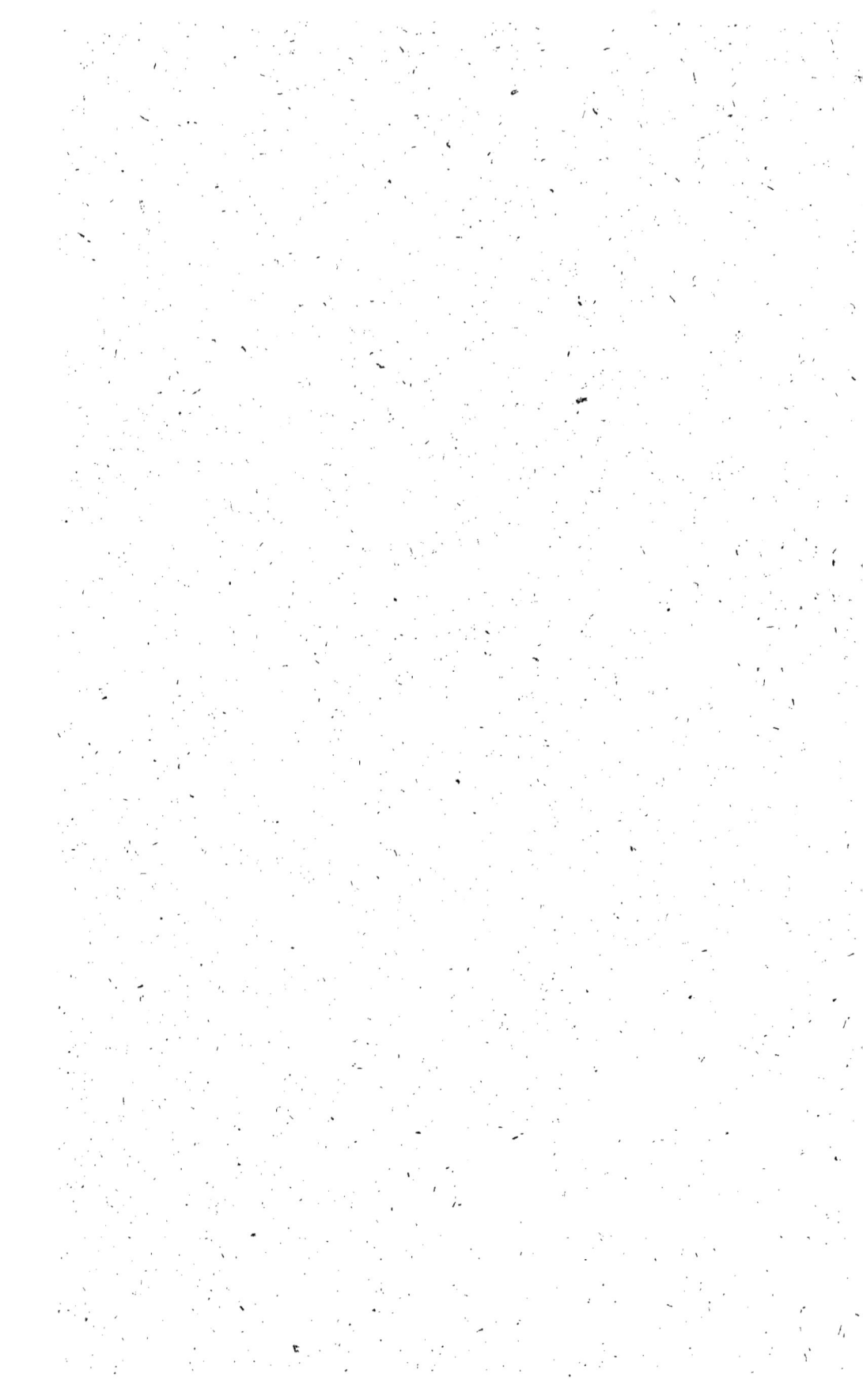

www.ingramcontent.com/pod-product-compliance
Lightning Source LLC
Chambersburg PA
CBHW070155200326
41520CB00018B/5415